Palletta

FRAGMENT

SUR

LA LUXATION CONGÉNITALE

DE LA HANCHE,

TIRÉ DE

L'EXERCICE PATHOLOGIQUE

DE

Jean-Baptiste PALLETTA,

CHEVALIER DE LA LÉGION D'HONNEUR DE LA COURONNE DE FER,

Milan 1820;

TRADUIT PAR

Corvin à Olszevvo **OLSZEWSKI,**

(Alphonse-Jean-Népomucin-François),

né à Beréscie [Pologne],

ÉLÈVE DE L'UNIVERSITÉ DE MÉDECINE DE MONTPELLIER.

«Les habitans du Mexique portent chacun en passant sur le
« grand chemin une pierre à la grand pyramide qu'ils élèvent
« au milieu de la contrée. Nul ne lui donnera son nom; mais
« tous auront contribué à un monument qui doit survivre
« à tous. (Madame de Stalle).

MONTPELLIER ,

TYPOGRAPHIE ET LITHOGRAPHIE DE X. JULLIEN.

1841.

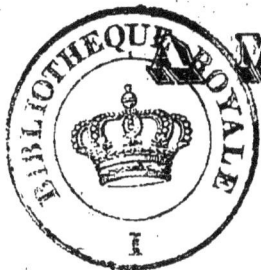

A MA PATRIE.

Rayée de la carte des nations, abandonnée par ceux
dont tu avais payé l'alliance par tant de sacrifices, asser-
vie sous le joug odieux d'un despote qui veut tout faire
plier sous ses lois, semblable à la vérité qui sert de base
à ma thèse, tu restes ensevelie dans la tombe, plongée
dans un sommeil léthargique, comme une étincelle sous
la cendre, attendant qu'on vienne te ranimer et te rendre
à ton ancien éclat.

Feignant de méconnaître tes droits, c'est en vain qu'un
audacieux a substitué son nom au tien, tes amis ne ces-
seront de protester hautement contre cette iniquité. Ils
te rendront le blason que tu as été si fière et si digne de
porter.

Le juste veille, et l'heure du réveil frappera ; la léthar-
gie n'est pas une mort réelle, une sécousse ranimera
l'etincelle inflammable et te rendra la vie et la liberté.

Liberté ! tu n'es que trop enracinée dans le cœur géné-
reux des Slaves ; ils se soulèveront encore pour briser
tes fers... Elles luiront encore pour toi, les célèbres jour-
nées de Juillet et de Novembre.

Chers foyers des miens ! vous entendez, quoique de loin,
que les droits des pouvoirs absolus ne cessent d'être con-
testés par les apôtres de l'humanité. Les privilégiés se

1841

débattent vainement dans leur sophisme, la vérité les déborde. Le cosmopolite s'allie avec l'ami des peuples qui travaillent à substituer au knut, au gibet, à l'esclavage du Czar, les dogmes du progrès humanitaire.

Malheureuse patrie! quelque calomniée que tu sois, tu n'es pas entièrement delaissée ni oubliée; si les gouvernemens sont d'accord avec tes oppresseurs, les sympathies des peuples ne te manquent pas; et les vœux d'un peuple ne sont jamais faux ni dérisoires. Mais que l'énergie redouble tes forces, afin que quand le jour de la vengeance sera arrivé, tu sois fière de ne devoir qu'à toi-même ton indépendance; et que tu puisses te perpétuer au milieu de tes ennemis, forte, entière et libre.

Pour moi, qui ai foi dans l'avenir, je ne cesserai de crier anathème et vengeance, contre ceux qui s'opposent à ton réveil; libre sur la terre d'exil, au centre de la civilisation et des arts, élevé par la France, ta *sœur aînée*, je trouverai toujours les moyens de te servir, et si j'avais le malheur de ne plus te revoir, j'aurais au moins la consolation d'avoir rempli les devoirs sacrés d'un patriote et d'avoir payé un tribut à ta mémoire en perpétuant le souvenir de ton nom.   A. O.

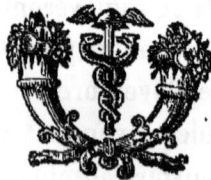

EXERCICE PATHOLOGIQUE

Jean-Baptiste **Palletta,**

MILAN 1820.

ART. 4me, PAG. 88.

De Claudicatione congenita.

De prava illa conformatione
tam in acetabulo, quam in
ossis femoris capite et cervice
observata, congenitam claudicationem efficiente, jam du-
dum verba feci. (1) Quoniam
autem hujusmodi conformatio
a naturali deflectens spectat
item ad affectiones illas quæ
coxæ articulum vitiant, juva-
bit hic denuo potiora capita
recensere. Pravitas illa confor-
mationis cum fœtu connasci-
tur, editoque fœtu, aut primis
ætatis mensibus deprehendi
nequit, quantamcumque dili-

(1) J.-B. Pallettæ adversaria Chirurgica
prima, anno 1790.

De la Luxation congénitale.

J'ai déjà parlé de cette
vicieuse conformation qui
s'observe tant dans la cavité
cotyloïde, que dans les os du
fémur, à sa tête et à son col,
et qui donne lieu à la luxation
congénitale. (1) Mais, puisque
une telle conformation, s'écar-
tant de la naturelle, appartient
à ces affections qui attaquent
l'articulation coxale, il con-
viendra de rappeler le premier
chapitre de notre essai. Les
vices de cette conformation
commencent avec le fœtus,
et ne peuvent être remarqués,

(1) J.-B. Palletta, premier mémorial
de Chirurgie, année 1790.

gentiam adhibueris ; quia infans primos gressus incerto
pede tentat, et solum, dum
annum emensus est aut plu-
res supra annum menses, la-
bes ista primum observantium
oculis manifesta redditur. In
hujusmodi infantibus crus
affectum brevius esse solet,
tamen brevitas tanta non est,
quanta in femoris luxationibus, quæ sursum et retrorsum
fiunt, animadvertitur. Femur
et crus a naturali positu non
recedunt, scilicet in neutrum
latus reclinantur. Supinato in-
fante extentoque modice artu
contracto, is ad naturalem
longitudinem perducitur ; re-
missa vero extensione artus ad
priorem redit brevitatem. Mo-
tus articulo proprii et exten-
siones cum facilitate peragun-
tur, et sine doloris sensu. A
postica corporis parte specta-
tus infans exhibet clunem vi-
tiatæ coxæ interdum planam,
interdum rotundiorem, raro
non immutatam, sulcumque
eadem habet altitudine natis,
qua sanum femur, præter-
quam quoad apex seu extre-
mitas sulci fere semper sursum trahitur a magno trochan-
tere, qui altior esse consuevit
et extantior. Pueri sic affecti
toti plantæ pedis insistunt,
neque eis artus debilitatur,
sed cum sano par incremen-
tum capit.

ni à la naissance de l'enfant,
ni pendant les premiers mois
après la parturition, quels que
soient les soins qu'on y em-
ploie, parce que l'enfant essaie
ses premiers pas d'un pied
incertain ; et ce n'est que, lorsqu'il a passé une année ou
quelques mois de plus qu'une
année, que ce vice se fait
voir aux yeux de l'observa-
teur. Chez ces enfants la jambe
affectée est ordinairement plus
courte ; mais cette différence
de longueur n'est pas aussi
grande que celle qu'on observe
dans les luxations accidentel-
les du fémur, qui ont lieu en
haut et en dehors ; la cuisse et
la jambe ne s'écartent point de
leur position naturelle, c'est-
à-dire qu'elles ne s'inclinent
ni d'un côté, ni de l'autre :
lorsque l'enfant est couché sur
le dos, et que le membre con-
tracté est un peu tendu, il est ra-
mené à sa longueur naturelle ;
et dès que cette extension cesse
le membre revient à sa brièveté primitive. Les mouvements
propres à l'articulation et les
extensions s'exécutent sans
gêne et sans douleur. L'enfant, examiné par la partie
postérieure du corps, présente
la fesse de la hanche vicieuse,
tantôt aplatie, tantôt plus
ronde, rarement sans changement, et le sillon de la fesse
de la même profondeur que

Offensiones animadversæ in his, qui sic claudicabant, vel in acetabulo ossis innominati consistebant, vel in femoris capite, vel in ejusdem cervice. Acetabulum vel nimis profundum est, vel ejus figura in oblongam, ovatam mutatur; præcipue vero ejus ora tum cartilaginea, tum ossea depressa, aut ex aliqua parte latior deprehenditur, idque sursum plerumque accidit, nam inferne cotylis margo, si vitiatur, perruptus et deficiens est.

Os quoque innominatum claudicationem inferre potest, dum nempe ampliori gyro donatum est, vel altiori loco positum. Huic adjungenda est secessio sacri ossis ab innominato, quod vitium, licet rarissimum, in recens natis tamen compertum est accidisse vel ex ligamentorum laxitate, vel ex ipsorum ossium prava

dans le fémur sain; excepté que le sommet, ou l'extrémité du sillon, est presque toujours attiré en haut, par le grand trochanter qui est ordinairement plus haut et plus élevé. Les enfants ainsi affectés s'appuient sur la plante entière du pied; leur articulation non-seulement ne s'affaiblit pas, mais sa force augmente dans la même proportion que celle de l'articulation saine.

Les lésions remarquées chez ceux qui boitaient ainsi, avaient leur siége dans la cavité cotyloïdienne des os innominés ou à la tête du fémur, ou à son col; la cavité est ou trop profonde, ou sa figure change et devient allongée ou ovale; son rebord surtout, soit cartilagineux, soit osseux, est déprimé, ou plus élevé dans certains endroits, ce qui a lieu le plus souvent à sa partie supérieure; car, si sa partie inférieure est altérée, le rebord s'use et disparaît.

L'os innominé peut aussi produire la claudication, lorsqu'il a l'emboitement trop grand, ou que cet emboitement est trop élevé; à cette claudication il faut ajouter celle qui vient de l'écartement de l'os sacrum, des os innominés: les vices de cette espèce, quoique bien rares, observés cependant chez les nouveaux-nés constitutione, artumque, qua parte diastasis est, claudum efficit. Tunc explorata mali sede, animadvertitur sacrum os ab innominato esse distractum, et os sacrum, qua parte excidit, eminentiam oblongam efficere, atque una cum coccyge et trunco corporis in latus sanum inclinare. Quare coxa affecti lateris humilior, et magis demissa est, quam altera, in quam ossa emota et corporis moles vergunt. Itaque inter ambulandum pueri truncum in latus affectum inclinant et claudicant.

Femoris caput non uno modo vitiatur; vel enim ejus vertex in aculum tendit, vel depressus est, vel contrahitur sensim, et inferne veluti in rostrum terminatur. Est etiam ubi caput pene nullum est, ejusque loco articularis superficies in suprema femoris cervice cernitur. Quandoque visum est ab lateribus esse complanatum.

Cervix femoris aut perbrevis est, quo fit ut trochanter ferme altitudinem capitis attingat; aut in transversum porrigitur, aut nimis obliquam positionem accipit, quam

per suite de la laxité des ligaments, ou de la mauvaise conformation, des os eux-mêmes et de l'articulation ilio-sacrée, donnent naissance à la claudication. Lorsqu'on examine le siége du mal, on voit que l'os sacrum est écarté de l'os innominé, qu'il offre une éminence oblongue du côté de l'écartement, et qu'il s'incline, avec le coccyx et le tronc du côté sain, du corps. C'est pourquoi la hanche du côté affecté est plus basse et plus inclinée que l'autre, sur laquelle penchent les os écartés et le poids du corps; par conséquent, les enfants inclinent le tronc du côté affecté et boitent en marchant.

La tête du fémur peut être vicieuse de plusieurs manières: son sommet tend à devenir aigu, ou il est déprimé, ou bien s'allonge insensiblement, et se termine en bas en forme de bec. Il arrive aussi qu'il n'y a point de tête, et qu'à sa place on distingue une surface articulaire à la partie supérieure du col du fémur : on l'a vue quelquefois aplatie sur les côtés.

Le col du fémur est trop court, c'est ce qui fait que le trochanter atteint presque la hauteur de la tête; ou bien il se dirige transversalement, ou il prend enfin une direction

7

oblabem tantum de artus longitudine detrahitur, quantum decurtata aut deficiens a primordiis cervix est.

Præter has claudicationis congenitæ causas quas olim peculiari commentario comprehendi, liceat binas alias apponere a nativitate pariter existentes, femorum nempe, et ossis patellæ luxationem. Quamvis in magna et frequenti urbe haud raro occurrant ejusmodi homines, qui in alterum, vel in utrumque latus claudicant, rarissimum tamen est occasionem nancisci, per quam cultro anatomico subjici possint eorum corpora, ut quænam sit vera mali sedes, in apricum proferatur. Ita luxationis femorum congenitæ exemplum unicum nactus sum.

Puero 29 julii 1785 ab matre procerioris staturæ habitusque optimi in lucem emisso, et 10 augusti denato utriusque femoris capita extra acetabulum erant posita, nec præternaturalem habebant cavitatem, cui insiderent, quemadmodum in inveteratis ejusdem ossis luxationibus accidit. Cotylis pars interior, sive mavis anterior ab ligamento quodam in transversum ducto occludebatur; nempe a lata et morbosa

trop oblique; en conséquence les membres perdent par suite de ce défaut, autant de leur longueur, que le col se dévie de sa configuration primitive.

Outre ces causes de claudication congénitale, que j'ai comprises dans un mémoire particulier, qu'il me soit permis d'en ajouter deux autres, existant également dès la naissance, savoir : la luxation des fémurs, et de la rotule. Quoique, dans une ville grande et fréquente, on trouve souvent des hommes qui boitent d'un, ou de deux côtés, il est cependant très-rare de trouver l'occasion de soumettre leurs corps au scalpel anatomique, pour qu'on puisse dire surement quel est le véritable siége du mal : aussi n'en ai-je trouvé qu'un seul exemple.

Chez un enfant, né, le 29 juillet 1785, d'une mère dont la taille était élevée et d'une parfaite constitution, mort, le 10 août, la tête de chaque fémur était placée hors de sa cavité, sans en avoir une normale pour se loger, ce qui a lieu dans les luxations anciennes de cet os. La partie interne, ou si vous voulez mieux, la partie antérieure de la cavité cotyloïde était bouchée par un ligament dirigé transversalement, c'est-à-dire, productione ejus ligamenti, ut videtur, quod secundum naturam gracilius est, et deficientem inferne acetabuli marginem complet. Altera autem cavitatis cotyloïdeæ pars nempe posterior patens quidem erat, nullaque membrana præclusa, sed ex acetabuli cavo excrescens quædam massa densioris pinguedinis habitum referens, sinum omnem occupabat, in quem femoris caput conjici debuisset. Igitur femoris caput in sinum aliena materia obstructum recipi non poterat, retinebaturque a sola capsa articulari. multo hic ampliore et laxiori, quæ a parte priori firmiter adhærebat ligamento acetabulum occludente, a posteriori vero ultra marginem externum acetabuli procedebat. Capsa hæc orbiculata satis cæterum robusta erat, et crassior, eaque dissecta, ligamentum, quod vocant internum undequaque liberum, altero fine latiore in femoris caput immittebatur, altero in acetabuli profundum demerso cum pinguedine confundebatur. Longius autem istud fuisse, quam natura ferret, observatum est, quod si cum capsæ articularis extensione conferres, facile concipies femora sursum et deorsum ad aliquam distantiam versari, simulque

par une large, comme il paraît, et morbide production de ce ligament qui, dans l'état normal, est plus mince, et complète en bas les défauts du rebord cotyloïdien. L'autre partie de la cavité cotyloïdienne, c'est-à-dire la partie postérieure était ouverte, sans être bouchée par aucune membrane ; mais une certaine masse, présentant l'aspect d'une graisse condensée, sortant du fond de la cavité cotyloïdienne, en occupait toute la fosse, dans laquelle devait se placer la tête du fémur. Par conséquent la tête du fémur n'a pu être reçue dans la fosse bouchée par une autre corps ; et elle n'a été retenue que par la seule capsule articulaire, beaucoup plus ample et plus lâche, laquelle du côté de la partie antérieure de la fosse cotyloïdienne s'attachait fortement au ligament qui bouchait cette fosse ; tandis que du côté de la partie postérieure, elle dépassait le bord externe de la même cavité. Cette capsule orbiculaire était assez ferme et épaisse, et après l'avoir incisée, le ligament qu'on appelle interne, libre de tous les côtés, s'attachait par son extrémité la plus large à la tête du fémur, tandis que par l'autre extrémité sortant du fond de la cavité cotyloïdienne, il se confondait inorbem moveri potuisse.

Caput femoris sphœricum erat, pensile, hærebatque circa ossis ilium spinam inferiorem, cui quidem ossi non insistebat; nemo tamen erit, qui dubitet quod, si puer vitam habuisset, femora inter incidendum nova sibi acetabula non effinxissent. Genua pueri nondum secti extrorsum conversa erant, poplites introrsum, exteriores vero condyli retrorsum acti sibi mutuo occurrebant.

Luxationis femorum, quæ intra matris uterum fœtibus accidit, non uno loco meminit *Hippocrates* (1). « Gravissime igitur habent, quibus, dum in utero continentur, elabitur hic articulus. Qui in infantia hanc calamitatem experiuntur, ii, si liberaliter educati fuerint,

(1) Sect. VI, de art. n° 26, 27, 28, 29.

avec la graisse. J'ai remarqué qu'il était plus long que l'état normal ne le demandait; si vous compariez cela avec l'extension de la capsule articulaire, vous comprendriez facilement que le fémur pouvait se porter en haut et en dehors jusqu'à une certaine distance, et qu'il pouvait en même temps exécuter des mouvements circulaires.

La tête du fémur était sphérique et pendante; elle touchait l'épine inférieure de l'os des iles, sans s'y appuyer cependant; mais il n'y a personne qui doute que, si l'enfant avait vécu, le fémur ne se fût creusé une nouvelle cavité pendant la progression. Les genoux de l'enfant, avant d'être disséqués, étaient tournés en dehors, le creux poplité en dedans, et les condyles externes, se portant en arrière, se touchaient l'un l'autre.

Hyppocrate (1) a parlé dans plus d'un endroit de la luxation du fémur, qui arrive au fœtus dans le sein maternel. « Ceux donc, en qui la luxation arrive dans le sein de la mère, en sont le plus gravement affectés. Ceux qui ont été luxés dans l'enfance, s'ils vivent avec de personnes qui

(1) Sect. VI, art. n° 26, 27, 28, 29.

sano quidem crure recto utun-
tur, verum scipionem alæ,
quæ sano cruri respondet,
suppositum circumferunt. Qui-
dam etiam utrique alæ scipionem subjiciunt, crus vero affectum suspensum detinent,
quoque id brevius est, eo le-
vius habent. At ubi coxendi-
cis articulus a primo ortu,
aut etiam in ipsa infantia sua
compage emotus ad interiorem partem inclinarit, carnes
eam ob causam magis quam
in manu imminuuntur, quod
ii crure uti nequeant. At quibus in matris utero hic articulus sua sede emotus, neque reconditus fuerit, eorum
quidem nonnullis si sideratum
femur fuerit, suppurationes
diuturnæ et quæ curationem,
per linamenta desiderent,
contingunt, quibusdam etiam
ossa nudantur. Summam vero
curam postulant, quibus in
prima infantia hic casus in-
cidit; si enim ea in infantia
negligantur, iis totum crus
prorsus inutile, et incrementi
exper redditur, et universi
cruris carnes magis imminuuntur, quam sani. Proni ince-
dunt brutorum more, qui a
nativitate luxata habent femora. »

s'attachent à donner une bonne
éducation aux enfants, ceux-là
mettent la cuisse saine en usage;
mais ils tiennent une béquille,
qu'ils placent sous l'aisselle du
côté sain. Certains sont obligés
d'en porter une de chaque côté,
tenant habituellement en l'air
la jambe affectée, qu'ils portent ainsi d'autant plus facilement qu'elle est plus courte
et moins nourrie. Mais, quand
la tête du fémur est luxée soit
de naissance, soit dans l'enfance, les jambes prennent
moins de nourriture que n'en
prend l'avant - bras, parce
qu'ils ne peuvent se servir des
jambes. Lorsque la luxation
s'est faite dans le ventre de la
mère, et qu'elle n'a pas été
réduite, même lorsqu'elle est
le produit de quelque maladie,
soit qu'il se soit fait une carie
à la tête, soit que, sans carie,
l'os ait été mis à découvert,
le fémur est plus court. Ils ne
marchent qu'autant que dans
l'enfance les parents ont soin
d'habituer les enfants à se te-
nir bien; car, si on est négligé
à cet égard, durant les pre-
mières années, on perd l'usage
de la jambe; elle s'atrophie
en entier, moins cependant
que lorsque la luxation s'est
faite en dedans, à cause qu'on
l'exerce toujours un peu, et
qu'on en fait quelque usage.
Généralement ceux, qui sont

In externum plerumque ge-
nu latus excidit patella, idque ob articuli peculiarem
dispositionem; quippe eadem
patella in naturali ordine non
articuli medium tenet, sed
nonnihil ad exteriora vergit,
et magis condylo minori femoris applicatur quam interiori, unde facilior est in eam
partem excessus. Quibus ra-
tionibus addi possunt et illæ,
quæ a condylo minus tube-
roso, et a musculorum ro-
bore femoris externam faciem
tegentium peti possunt.

Quibus autem rotula jam
inde a puerilia elapsa est,
ii fere valgi sunt ab altero,
aut ab utroque crure; scilicet crura cum femore juncta
angulum introrsum faciunt,
et deinde magis minusve di-
vergunt, quo pedibus pro-
piora sunt. Forte idem an-
gulus, qui ex tibiæ cum
femore conjunctione fit, dum
major est, patellam extrorsum propellit mutata simul
musculorum extendentium di-
rectione. Ita patella elapsa
faciem alteram, quæ interior
erat, contra latus externum

affectés de la luxation congéni*
tale du fémur, marchent le plus
souvent sur les quatre membres, et se rapprochent le plus,
par cela même, des animaux
quadrupèdes. »

La rotule s'écarte souvent
du côté externe du genou,
par suite d'une disposition par-
ticulière de l'articulation; car
la rotule, dans l'état naturel,
n'occupe pas le milieu de l'articulation, mais se porte un
peu à l'extérieur, et s'appuie
sur le petit condyle du fémur,
plutôt que sur l'interne; par
conséquent, la portée sur cette
partie est plus facile. A ces
raisons on peut ajouter celles
qu'on tire du condyle moins vo-
lumineux, et de la force des
muscles agissant sur la partie
externe du fémur.

Ceux, chez lesquels la rotule
se porte en bas, depuis l'enfance, ont une ou les deux
jambes tournées en dehors;
c'est-à-dire que les jambes avec
la cuisse forment un angle en
dedans; et ce qui a rapport au
pied change plus ou moins.
Or si cet angle qui résulte de la
jonction du tibia avec le fémur
est plus grand, il pousse la
rotule en dehors, après avoir
changé, en même temps, la
direction des muscles extenseurs. La rotule, ainsi portée
en bas, recouvre le côté externe du condyle, par la face

condyli recondit; alteram, quæ prior erat, extrorsum conversam habet. Evenit etiam ob situs mutationem, ut rotula interdum gracilior, interdum æquo tuberosior, quin etiam figuram mutet, aut magis complanata conspiciatur. Est etiam, ubi cartilago articularis faciei internæ deficere visa est.

Juveni 2o annorum, anno 1785 dissecto, ab ipso, ut videbatur, ortu patella utriusque genu in latus externum elapsa, interiori facie condylum femoris externum, et capitis tibiæ partem tuberosam contingebat, sic ut marginem alterum anterius, posterius alterum haberet. Itaque spatium inane intra femoris condylos et tibiæ caput intercipiebatur, manibus oculisque distinguendum. Musculi crus extendentes, a recta, quam fere servant, linea discedebant, atque oblique in latus externum genu desinebant. Sic vastus externus, ubi ad genu pervenit, posterior fit: rectus faciem externam femoris occupat; vastus vero internus mox infra originem femur deserens, et ante ejus mediam faciem pertransiens ad rotulam pergit. Quamobrem regio interior femoris, atque anterior, quæ infra medium ossis est, solis

qui était interne; elle a au contraire tourné en dehors la face qui était la première. Il arrive aussi, par suite du changement de position, que l'on trouve la rotule tantôt plus mince, tantôt plus épaisse, ou plus aplatie; elle change même de figure. On observe aussi que le cartilage articulaire de la face interne manque.

A la dissection d'un jeune homme de 20 ans, 1785, nous remarquâmes que la rotule des deux genoux, depuis la naissance, comme il paraissait, se portait en bas du côté externe, couvrait par la face interne le condyle externe du fémur, et la tubérosité de la tête du tibia, de telle manière qu'elle avait l'un des bords en avant l'autre en arrière; par conséquent l'espace entre les condyles du fémur et la tête du tibia, s'observait vide, facile à distinguer par le toucher, et à la vue. Les muscles extenseurs de la jambe se déviaient de la ligne droite, qu'ils affectaient à peu près, et s'inclinaient obliquement du côté externe du genou. Ainsi le vaste externe, arrivé au genou était devenu postérieur; le droit occupait la face externe du fémur, et le vaste interne, immédiatement au dessous de son origine, abandonnant le fémur, et descendant depuis son mi-

gumentis contecta esse deprehenditur. Attamen rotula,
utut male sita, aliquam mo-
bilitatem conservat, atque ante
et retrorsum parumper gliscit.
Ligamentum rotulæ inferius
non recta tuberi, seu spinæ
tibiæ committitur, sed ductu
perquam obliquo ab externa
parte introrsum tendit. Itaque
cum actio musculorum crus
extendentium hujusce ligamenti directionem sequatur,
ita musculorum vires, dum
contracti sunt, bifariam divi-
duntur ob ejusdem ligamenti
obliquitatem. Earum virium
pars, quæ propter directionem obliquam minus agit,
extendendo cruri impenditur;
potior vero virium pars de-
ducendo cruri inservit. Et
quamvis articulus, qui ex tibiæ
cum femore unione ferme ad
angulum consistit (gynglimus
angularis) huic motui, nempe deductioni, parum faveat,
imo ligamenta, quæ ad latera
firmant genu potius eidem
obstare videantur; tamen horum musculorum actio vasti
nempe, recti, et cruralis,
qui præter naturæ institutum
crus morbose deducunt, ex
ipsa partium vitiatarum in-
spectione elucessit. Namque
tibia ita contorquetur, ut ejusdem, quæ dicitur spina, extrorsum vergat, latus vero,
quod alias interius est, a priore

lieu, se dirigeait vers la rotule.
Par conséquent, la région interne et antérieure du fémur
qui est au dessous du milieu de
la moitié de cet os, ne se voit
récouverte que par les seuls té-
guments. La rotule cependant,
quoique mal placée, conserve
quelque mobilité, et glisse un
peu en avant et en arrière. Le
ligament inférieur de la rotule
ne descend pas en ligne droite
à la tubérosité ou à l'épine du
tibia; mais, par un détour
oblique, il se porte de dehors
en dedans. Or, puisque l'action
des muscles extenseurs de la
jambe suit la direction de ce
ligament, la force des muscles,
pendant leur contraction, se
divise en deux parties, par suite
de l'obliquité de ce ligament:
l'une qui agit moins à cause de
la direction oblique, est moins
énergique pour l'extension
de la jambe; l'autre sert
à la déduction de la jambe.
Et quoique l'articulation qui,
par l'union du tibia avec le
fémur forme presque un angle,
(ginglyme angulaire), favorise
peu ce mouvement, c'est-à-dire
que la déduction et même les ligaments qui s'attachent aux
côtés du genou, paraissent
plutôt empêcher ce mouve-
ment. L'action cependant de
ces muscles, c'est-à-dire du
vaste, du droit, et du crural, qui portent la jambe

parte sit. Hinc tibiæ directio cum femore mutata, valgusque incessus; hinc crus extensum obtusum angulum introrsum spectantem cum femore intercipit. Ubi notandum est, quod dum crura extenduntur, patella nonnihil anterius promovetur, sed mox cum quodam strepitu resilit retrorsum.

Jam supra notavimus extensores cruris musculos interiorem femoris partem deserere, ut in exteriorem versus luxatam rotulam migrent; contra hujusce ossis ligamentum inferius oppositam habere directionem, ut ab extra introrsum procedat. Quamobrem partes istæ simul sumptæ curvam lineam describunt; cujus extrema cum a musculorum actione diducantur, imminuta curvitate ad rectam accedunt, quam ipse axis femoris cum tibia continuatus constituit; unde rotula in maxima curvæ lineæ convexitate posita, et accedente musculorum

dans la déduction contre l'état normal, se comprend par la seule inspection des parties affectées. Or le tibia se contourne de telle manière que ce qu'on appelle son épine, se dirige en dehors, et le côté, qui autrement est interne, dévie de sa partie primitive; c'est pourquoi la direction du tibia avec le fémur change, et le *valgus* a lieu; c'est pourquoi la jambe tendue effectue avec le fémur un angle obtus, et tourne en dedans. Il est à remarquer ici que, pendant l'extension des jambes, la rotule se porte un peu en avant, mais retourne bientôt en arrière avec un certain bruit.

Nous avons déjà, ci-dessus, noté que les muscles extenseurs de la jambe abandonnent la partie interne du fémur, pour se porter à l'extérieur vers la rotule luxée, et que le ligament inférieur de cet os avait une direction opposée pour se porter du dehors en dedans; par cette raison, ces parties réunies décrivaient une ligne courbe, dont les extrémités écartées par l'action des muscles, après avoir diminué la courbure, s'approchaient vers la ligne droite que forme l'axe lui-même du fémur prolongé au tibia; d'où la rotule placée dans la plus grande convexité de la ligne contractione necessario debet anterius ferri, quod ad crus extendendum quammaxime conducit.

Paullo diversa erat partium mollium circa genu constitutio in juvenis cadavere, in quo anno 1786 patellam sinistram luxatam esse animadverti. Detractis integumentis, denuo adnotavi musculos rectum et cruralem extrorsum tendere, atque eo magis ab femoris axe deviare, quo propius rotulæ erant. Horum extrema tendinea amplectebantur quidem rotulam, sed in tuber capitis tibiæ externum immittebantur. Ita patella in externum latus prolapsa fere in transversum apposita erat faciei externæ femoris pone condylum minorem. Area articulata in interiori patellæ facie carebat cartilagine, quod attritionis effectus visus fuisset, nisi, quæ eidem respondebat femoris facies ligamentosa substantia, lævigata et mobili fuisset convestita. Ligamentum orbiculatum ab anteriori parte crassius et robustius quam solet, visum est, et uti inter flectendum articulus obsequens, ita ad extensionem renitentior. Dum mecum ipse causam investigarem, ob quam patella in hoc saltem casu in externum latus prolapsa

courbe, et pendant la contraction musculaire, doit nécessairement se porter en avant, ce qui contribue le plus à l'extension de la jambe.

La disposition des parties molles autour du genou était un peu différente dans le cadavre du jeune homme chez lequel en 1786 j'ai trouvé luxée la rotule gauche; après avoir séparé le ligament, j'ai aperçu encore que les muscles droit et crural, se portaient en dehors, et se déviaient de l'axe du fémur d'autant plus qu'ils approchaient de la rotule. Leurs extrémités tendineuses embrassaient, il est vrai, la rotule, mais elles s'attachaient à la tubérosité externe de la tête du tibia; la rotule, ainsi luxée en dehors, était placée presque transversalement sur la face externe du fémur à côté du petit condyle. La surface articulaire de la face interne de la rotule manquait de cartilage, ce qui aurait pu être regardé, comme l'effet de l'attrition, si la face correspondante du fémur n'avait pas été recouverte d'une substance ligamenteuse polie et mobile. Le ligament orbiculaire paraissait plus épais en avant et plus fort que de coutume, et dans la même proportion qui facilitait la flexion du membre, il gênait son extension. En voulant me rendre fuerit, existimavi multum fuisse tribuendum brevitati et gracilitati condyli externi femoris, ut ablata resistentia facilius in latus exterius excidere potuerit.

Hactenus enumeravimus vitia coxarum., femorumque claudicationem inducentia, quæ fere cum fœtu connascuntur. Non sunt prætereunda ea vitia quæ fortuito superveniunt . quibus id saltem boni inest , ut si illico, et prudenter succuras, possis idoneis præsidiis claudicationem præcavere. Inter hæc est tumor in inguine natus, vel etiam profundius intra acetabulum; tum abscessus in musculis femori circumpositis ; denique effectus exterioris violentiæ, veluti cervicis femoris fractura, contusio articuli, ictus coxæ, trochanteris, genu, de quibus modo sigillatim disserere non vacat.

compte de la cause, par suite de laquelle la rotule dans ce cas au moins , s'était luxée en dehors, je croyais qu'il fallait beaucoup attribuer à la brièveté et au peu de volume du condyle externe du fémur. De telle manière que la résistance enlevée, la rotule avait plus de facilité pour se porter sur le côté extérieur.

Jusqu'ici, nous avons énuméré les vices du bassin et du fémur, occasionnant la claudication qui se développe presque avec le fœtus; il ne faut pas passer sous silence, les vices qui surviennent accidentellement et qui ont au moins cet avantage, que si l'on y prévenait de bonne heure et avec prudence, on pourrait éviter la claudication par des moyens appropriés. Parmi ces vices, il faut noter une tumeur placée aux aines, ou plus profondément dans la cavité cotyloïdienne; un abcès dans les muscles qui recouvrent le fémur, enfin le suite d'une violence extérieure, comme la fracture du col du fémur, la contusion de l'articulation, les chutes sur le bassin, les trochanters ou les genoux, qui méritent une discussion à part.

FIN.

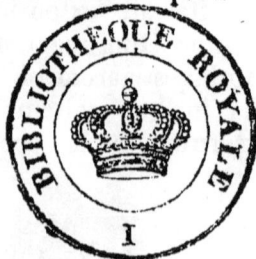

www.ingramcontent.com/pod-product-compliance
Lightning Source LLC
Chambersburg PA
CBHW050449210326
41520CB00019B/6131